Kaushal Deep Singh Mathuria
Shahbaz Habib Faridi
Mehershree Lodhi

Presença concomitante de carcinoma da mama com catarata de início precoce

Kaushal Deep Singh Mathuria
Shahbaz Habib Faridi
Mehershree Lodhi

Presença concomitante de carcinoma da mama com catarata de início precoce

ScienciaScripts

This book is a translation from the original published under ISBN 978-3-659-82818-8.

Publisher:
Sciencia Scripts
is a trademark of
Dodo Books Indian Ocean Ltd. and OmniScriptum S.R.L publishing group

120 High Road, East Finchley, London, N2 9ED, United Kingdom
Str. Armeneasca 28/1, office 1, Chisinau MD-2012, Republic of Moldova, Europe
Printed at: see last page
ISBN: 978-620-8-01527-5

Autor

Dr. Kaushal Deep Singh, residente sénior, Departamento de Cirurgia, Faculdade de Medicina Jawaharlal Nehru, Universidade Muçulmana de Aligarh, Aligarh, Uttar Pradesh, Índia - 202002

Telefone: + +919690306246

Correio eletrónico: drkdsm@gmail.com

Co-autores

Dr. Shahbaz Habib Faridi, Professor Assistente, Departamento de Cirurgia, Faculdade de Medicina Jawaharlal Nehru, Universidade Muçulmana de Aligarh, Aligarh, Uttar Pradesh, Índia - 202002

Dr. Mehershree Lodhi. Residente Júnior, Departamento de Anestesia, Instituto de Ciências Médicas, Universidade Banaras Hindu, Varanasi, Uttar Pradesh, Índia - 221005

Índice

1 RESUMO

Antecedentes: Um estudo de coorte retrospetivo de base populacional realizado em Taiwan em 2014 sugeriu uma propensão para o desenvolvimento de cancro da mama em mulheres jovens com cataratas precoces. Foi-nos apresentada uma dessas doentes. Era uma mulher jovem, não obesa, com um grande nódulo na mama direita, nódulos cutâneos e perda visual bilateral progressiva sem dor. Foi-lhe diagnosticado carcinoma localmente avançado da mama direita com metástases axilares (estádio IIIB) e catarata nuclear bilateral de início precoce. O mecanismo desta possível associação nunca foi descrito.

Métodos: Foi efectuada uma pesquisa exaustiva da literatura inglesa em linha utilizando várias bases de dados electrónicas. Foram utilizados diferentes termos de pesquisa relacionados com a patogénese do carcinoma da mama e da catarata, e foi efectuada uma pesquisa avançada combinando todos os campos de pesquisa nos resumos, palavras-chave e títulos. Foi também examinado o mecanismo de ação de vários agentes cancerígenos conhecidos.

Resultados: Resumimos os dados dos artigos pesquisados e descobrimos que existem certas vias bioquímicas e associações genéticas que ligam o cancro à catarata. Identificámos quatro ligações muito específicas entre o carcinoma da mama e a catarata (em alguns casos, mesmo a catarata precoce). Os quatro mecanismos que explicam esta possível associação são a síndrome metabólica, a ação das espécies reactivas de oxigénio, os polimorfismos genéticos e os factores ambientais.

Conclusão: A evidência de uma associação entre a catarata precoce e o cancro é relativamente recente, pelo que os possíveis mecanismos de desenvolvimento do cancro da mama em doentes com catarata precoce têm de ser elucidados. O impacto desta associação na nossa compreensão da patogénese da catarata e do cancro, e o seu potencial para reduzir a incidência de cancro em doentes com catarata precoce, pode ser considerável.

2 INTRODUÇÃO

As cataratas podem ocorrer unilateralmente ou bilateralmente em doentes com carcinoma da mama. Isto é particularmente verdade em mulheres idosas pós-menopáusicas. Além disso, a utilização de tamoxifeno e raloxifeno está também associada ao desenvolvimento de cataratas em doentes com cancro da mama [1]. A catarata relacionada com a idade/senil é definida como uma catarata que ocorre em pessoas com mais de 50 anos, sem relação com qualquer traumatismo mecânico, químico ou radiológico conhecido [2]. No entanto, podem ocorrer cataratas em doentes mais jovens, conhecidas como cataratas de início precoce (EOC). Não foi comunicada qualquer relação definitiva entre a catarata e o cancro da mama. No entanto, num estudo de coorte retrospetivo recente realizado em Taiwan por Chiang *et al* (2014) [2], foi observado um aumento da incidência de cancro da mama em doentes com catarata de início precoce. Recebemos uma mulher jovem não obesa que apresentou perda de visão progressiva bilateral devido a catarata durante cinco anos e que, subsequentemente, desenvolveu carcinoma da mama direita (estádio IIIB na apresentação) (Figura 1). A paciente não apresentava história de trauma ocular, lacrimejamento, ofuscamento, flutter ou vermelhidão ocular, nem sofria de diabetes mellitus ou qualquer outra anormalidade metabólica. Perdemos a doente, que faleceu num infeliz acidente rodoviário. No entanto, esta interessante associação possível levou-nos a investigar a ligação entre estas duas entidades patológicas, nomeadamente o cancro da mama e a catarata de início precoce.

3 MATERIAIS E MÉTODOS

Foi efectuada uma pesquisa exaustiva da literatura inglesa online utilizando várias bases de dados electrónicas, incluindo "Medline", "PubMed", "Scopus", "Web of Science" e "Google Scholar". Foram utilizados diferentes termos de pesquisa relacionados com a patogénese do carcinoma da mama e da catarata, tais como "pathogenesis of breast carcinoma", "pathogenesis of cataract", "pathogenesis of early cataract", "cancer and cataract", "association between breast carcinoma and cataract" e "link between cancer and early cataract". Foi também efectuada uma pesquisa avançada, combinando todos os campos de pesquisa nas palavras-chave, resumos e/ou títulos. Utilizando estes termos de pesquisa, foram seleccionados artigos adequados para uma análise mais aprofundada. A revisão da literatura foi completada através da pesquisa dos artigos referenciados criados pelos investigadores originais. Por fim, todos os artigos seleccionados foram verificados quanto a duplicados e, se necessário, excluídos.

4 RELATÓRIO DE CASO

Uma mulher de 36 anos apresentou-se no serviço de consulta externa com queixas de um nódulo na mama direita que aumentava progressivamente desde há um ano e meio. Tinha também antecedentes de inchaço palpável na axila direita e de aumento súbito da mama com vermelhidão da pele sobrejacente, múltiplos nódulos cutâneos sobre o nódulo e desnudação da pele periareolar nos últimos dois meses. Nos últimos 5 anos, a doente tem sofrido uma diminuição progressiva e indolor da visão bilateral (à esquerda mais cedo do que à direita) e, desde há 5 meses, não consegue ver com ambos os olhos. O doente queixa-se também de anorexia e de perda de peso desde há dois meses. Não havia história de dores ósseas ou articulares, dores abdominais, iterícia, vómitos, melena, falta de ar, tosse, hemoptise, cefaleias, convulsões ou qualquer outro inchaço do corpo. Também não havia história de traumatismo ocular, lacrimejo, brilho, moscas volantes ou vermelhidão dos olhos. Para estas queixas, a doente tinha consultado repetidamente médicos locais na cidade vizinha, mas devido à sua situação financeira precária, não podia suportar os custos do tratamento associado à cirurgia. Não havia antecedentes de diabetes mellitus, hipertensão arterial, tuberculose ou outras doenças malignas nos familiares de primeiro ou segundo grau da doente. A doente não era toxicodependente de álcool ou tabaco, nem tinha antecedentes de consumo de drogas. A doente era P1+0L1 e teve a sua primeira e única gravidez aos 28 anos de idade. A doente não tinha problemas menstruais.

Ao exame, a doente apresentava uma massa difusa de 10^8 cm com margens mal definidas, envolvendo toda a mama direita (Figura 1). A pele sobrejacente apresentava eritema, múltiplos pequenos nódulos cutâneos, um aspeto de casca de laranja e retração do mamilo (Figura 1). A massa estava aderente à pele, ao tecido mamário e à parede torácica. Vários gânglios linfáticos do grupo anterior e central (nível I) estavam aumentados na axila direita. A outra mama e a axila não estavam clinicamente afectadas. A doente apresentava uma catarata bilateral de esclerose nuclear madura com perceção apenas da luz em ambos os olhos

(Figura 2). Os outros sistemas corporais eram clinicamente normais. O índice de massa corporal (IMC) do doente era de 23,5. Os parâmetros laboratoriais de rotina, como o hemograma, a glicemia, a função renal e a função hepática, estavam dentro dos limites normais. A HbA1c da doente era de 5,3. A mamografia revelou espessamento da pele sobrejacente e a presença de uma grande massa de tecido mole denso com margens especulativas envolvendo a mama direita com áreas focais de microcalcificações pleomórficas.

A ressonância magnética com contraste (RMN-CE) com bobinas dedicadas da mama bilateral revelou uma grande lesão infiltrativa de intensidade de sinal alterada (7,2*6,7*7,6 cm) envolvendo quase toda a mama direita e apresentando realce heterogéneo nas sequências pós-contraste com múltiplas áreas de realce nodular, espessamento difuso da pele, invasão da parede torácica e alguns gânglios linfáticos aumentados na axila direita (Figura 3). A mama esquerda e a axila eram essencialmente normais. Foi efectuada uma biopsia por agulha que revelou carcinoma ductal invasivo da mama com recetor hormonal triplo-negativo. A radiografia do tórax, a radiografia do crânio, a tomografia computorizada sem contraste da cabeça, a radiografia da coluna cervical, torácica, lombar e sacral, a radiografia da pélvis e dos ossos longos, a ressonância magnética da coluna, a ecografia do abdómen, a tomografia computorizada com contraste do tórax e do abdómen da doente estavam dentro dos limites normais.

Não foi possível realizar uma cintigrafia óssea ou uma tomografia por emissão de positrões devido à indisponibilidade destes exames no nosso centro. Não foi possível efetuar testes genéticos na doente devido a restrições financeiras. Foi diagnosticado um carcinoma localmente avançado da mama direita T4bN2aM0 (estádio IIIB) com catarata madura bilateral do tipo esclerose nuclear de início precoce.

A doente iniciou quimioterapia neoadjuvante com epirrubicina, ciclofosfamida e docetaxel. [th]Desenvolveu hiperglicemia após o segundo ciclo de quimioterapia, com níveis de glucose em jejum de 135 mg%, níveis pós-prandiais de 190 mg% e uma HbA1C de 6,3 na semana 9. A doente começou a tomar metformina, que controlou adequadamente a hiperglicemia. Começou a tomar metformina, que controlou adequadamente a hiperglicemia. Tolerou bem os três primeiros ciclos de quimioterapia e obteve uma resposta clínica parcial sob a forma de uma redução de 50% do tamanho do tumor (Figura 1), mas com desaparecimento clínico completo dos nódulos axilares (resposta precoce). Foi realizada uma cirurgia de catarata de pequena incisão no olho esquerdo após o primeiro ciclo de quimioterapia neoadjuvante (Figura 2) e no olho direito, planeada antes do quarto ciclo de quimioterapia. A paciente recuperou boa visão (6/9) no olho direito quando se apresentou para o terceiro ciclo de quimioterapia. A doente foi programada para uma mastectomia radical modificada com quimiorradiação adjuvante após ter obtido uma resposta clínico-radiológica completa à quimioterapia, mas faleceu num acidente de viação a caminho de casa após o terceiro ciclo de quimioterapia.

5 RESULTADOS E DISCUSSÃO

Pensa-se que a catarata de início precoce (COE) se deve a uma função antioxidante insuficiente [2, 3]. A carcinogénese está também ligada ao stress oxidativo e aos danos oxidativos [4]. Esta deficiência de antioxidantes pode resultar de um defeito na reparação dos antioxidantes e/ou do ácido desoxirribonucleico (ADN) ou de uma produção excessiva de espécies reactivas de oxigénio (ERO), conduzindo a danos oxidativos nas macromoléculas celulares, instabilidade genómica e proliferação celular descontrolada [4]. Este mecanismo semelhante poderia explicar a propensão para o desenvolvimento de certos cancros em doentes com COE. Os mecanismos que encontrámos na nossa revisão da literatura para a possível associação entre o CB e o COE incluem a síndrome metabólica, a ação de espécies reactivas de oxigénio, polimorfismos genéticos e factores ambientais. Descrevemos aqui estas possíveis ligações. O quadro 1 resume todos os estudos que explicam as várias ligações possíveis entre o COE e o CB.

Síndrome metabólica

Os doentes com síndrome metabólica sofrem de problemas como a obesidade, a dislipidemia, a hipertensão, a diabetes e a resistência à insulina [5]. Forte *et al* [6] descobriram que a diabetes e a obesidade estão intimamente relacionadas e que ambas estão associadas a um aumento da incidência de cancros de tecidos sólidos. Chen *et al* [7] encontraram um aumento de duas a três vezes no risco de carcinoma hepatocelular (CHC) em pacientes com diabetes. Tan *et al* [8] referiram no seu estudo que a síndrome metabólica está associada aos três tipos de cataratas (nuclear, cortical e subcapsular posterior). Do mesmo modo, Paunksnis *et al* [9] relataram um risco acrescido de formação de cataratas em mulheres de meia-idade com hipertensão, obesidade e hipertrigliceridemia. Sabe-se que a diabetes e a hiperglicemia promovem a glicação das proteínas do cristalino e os efeitos hiperosmóticos do sorbitol nas fibras do cristalino através da via da aldose redutase [10]. Foi demonstrado que a leptina está envolvida na formação da catarata [11]. As pessoas com hiperlipidemia são susceptíveis de ter hiperleptinemia e resistência à leptina [12]. A hiperlipidemia pode assim favorecer a formação da catarata. Vimos, portanto, que a síndrome metabólica pode ser o elo bioquímico entre o cancro e as cataratas, uma vez que actua como precursor de ambas as doenças.

Espécies reactivas de oxigénio (ROS)

Os ERO modificam os padrões de expressão dos genes, contribuindo assim para a carcinogénese através do stress oxidativo nos fibroblastos, que proliferam de forma descontrolada [4, 13]. Os ROS levam à opacificação do cristalino devido a danos oxidativos nas proteínas do cristalino [14]. Além disso, os danos oxidativos associados à luz ultravioleta desempenham um papel fundamental no desenvolvimento das cataratas [15]. Por conseguinte, se a função antioxidante for deficiente numa idade jovem, pode ocorrer cancro do ovário porque o ADN danificado pelas ROS não pode ser reparado, aumentando o risco de cancro em adultos jovens.

Factores genéticos

Os polimorfismos genéticos em genes que predispõem à carcinogénese ou à cataratogénese são outro possível fator de ligação entre o COE e o cancro [16]. Um dos genes polimórficos mais conhecidos relacionados com o cancro, que codifica enzimas envolvidas no metabolismo dos radicais livres, é o sistema genético da glutationa S-transferase (GST) [17]. As GST são isoenzimas de fase II que protegem contra o stress oxidativo endógeno e as toxinas exógenas. Participam na desintoxicação de uma variedade de compostos electrofílicos gerados por danos causados pelas ROS a moléculas intracelulares, incluindo o ADN [18]. Saadat *et al* [17] verificaram um aumento da incidência de cataratas em indivíduos com o genótipo nulo de GSTM1 (odds ratio-1,51; p<0,05). Os polimorfismos de GSTM1, GSTT1, GSTP1 e GSTO2 foram associados a um risco acrescido de desenvolver cancro da mama [19], CHC e cancros da pele. O polimorfismo da GST poderia, portanto, ser uma possível ligação entre o COE e a carcinogénese.

Factores ambientais

A utilização generalizada de produtos químicos na nossa vida quotidiana pode também constituir uma ligação potencial entre o COE e o cancro. O glifosato é um desses herbicidas, que é atualmente uma das principais estratégias de gestão das culturas para a dessecação pré-colheita de ervas daninhas perenes, em especial nas culturas geneticamente modificadas (GM) [20]. Foi demonstrado que o aumento da utilização de glifosato nos EUA está associado a um aumento da incidência e/ou das taxas de mortalidade de várias doenças (incluindo cataratas) e cancros (como o cancro da mama, o cancro do fígado, etc.) [21]. Vários metabolitos genotóxicos e potencialmente cancerígenos da frutose estão plausivelmente presentes nos alimentos derivados de culturas resistentes ao glifosato, ou como contaminantes de produtos à base de glifosato, ou como produtos de degradação gerados endogenamente após a exposição ao glifosato. Estes incluem o glioxilato, o glioxal e o metilglioxal. Stout *et al* [22] efectuaram um estudo entre 1987 e 1989 e concluíram que o glifosato induzia a formação de cataratas de forma estatisticamente significativa (p<0,05) em ratos machos e fêmeas. O metilglioxal tem sido implicado no desenvolvimento de cataratas através da indução de stress do retículo endoplasmático em células epiteliais do cristalino humano e da ativação de uma resposta proteica desdobrada que leva à produção excessiva de ROS e altera o equilíbrio redox celular a favor da oxidação do cristalino [23]. Estudos in vitro também confirmaram que o glifosato estimula a proliferação de células humanas do cancro da mama quando presente em concentrações de partes por trilião [24]. Este efeito é específico das linhas celulares dependentes de hormonas e é mediado pela capacidade do glifosato de atuar como agente estrogénico. Um estudo realizado em ratos por Seralini *et al* [25] mostrou que as ratas alimentadas com milho geneticamente modificado tratado com glifosato tinham uma propensão muito elevada para desenvolver fibroadenomas e adenocarcinomas mamários. O glifosato também prejudica o metabolismo de compostos fenólicos tóxicos, como os nonilfenóis, o dietilestilbestrol e o bisfenol A, todos amplamente reconhecidos pela sua atividade estrogénica, o que tem um potencial impacto indireto no aumento do risco de cancro da mama [20]. A utilização de glifosato apresenta um risco real de ligação com o desenvolvimento do cancro da mama e do cancro do esófago. A nossa doente também se dedicava à agricultura desde os 16 anos de idade.

6 CONCLUSÃO

As provas de uma ligação entre a catarata precoce e o cancro são relativamente recentes e precisam de ser investigadas mais pormenorizadamente, sobretudo em estudos controlados. Estas ligações plausíveis podem ajudar na realização de estudos moleculares, bioquímicos, epidemiológicos e clínicos em grande escala para investigar esta associação em termos de causa e efeito. O impacto desta associação na nossa compreensão da patogénese da catarata e do cancro, bem como o seu potencial para reduzir a incidência de cancro em doentes com COE, pode ser considerável.

7 DECLARAÇÕES

Aprovação ética e consentimento para participar - Não é necessário

Autorização de publicação - Tomada

Disponibilidade de dados e materiais - Todos os dados gerados ou analisados durante este estudo estão incluídos neste artigo publicado [e nos seus ficheiros de informação suplementar].

Interesses concorrenciais - Nenhum

Financiamento - Nenhum

Contribuições dos autores - Todo o trabalho foi efectuado pelo autor

REFERÊNCIAS

1. Wickerham DL, Costantino JP, Vogel VG, Cronin WM, Cecchini RS, Ford LG, et al. The use of tamoxifen and raloxifene for the prevention of breast cancer. Recent results in cancer research Fortschritte der Krebsforschung Progres dans les recherches sur le cancer. 2009;181:113- 9.

2. Gupta V, Rajagopala M, Ravishankar B. Etiopatogénese da catarata: uma revisão. 2014 1 de fevereiro de 2014. 103-10 p.

3. Chiang CC, Lin C-L, Peng C-L, Sung F-C, Tsai Y-Y. Aumento do risco de cancro em doentes com cataratas precoces: um estudo de base populacional a nível nacional. Cancer Science. 2014;105(4):431-6.

4. Klaunig JE, Kamendulis LM, Hocevar BA. Stress

oxidativo e danos oxidativos na carcinogénese. Toxicol Pathol 2010; 38: 96-109.

5. Farrell GC, Larter CZ. Doença hepática gorda não alcoólica: da esteatose à cirrose. Hepatologia 2006; 43: S99-112.

6. Forte V, Pandey A, Abdelmessih R et al. Obesidade, diabetes, síndrome cardiorenal e risco de cancro. Cardiorenal Med 2012; 2: 143-62.

7. Chen CL, Yang HI, Yang WS et al. Factores metabólicos e risco de carcinoma hepatocelular por infeção crónica por hepatite B / C: um estudo de acompanhamento em Taiwan. Gastroenterology 2008; 135: 111-21.

8. Tan JS, Wang JJ, Mitchell P. Influência da diabetes e das doenças cardiovasculares na incidência de cataratas a longo prazo: o Blue Mountain Eye Study. Ophthalmic Epidemiol 2008; 15: 317-27.

9. Paunksnis A, Bojarskiene F, Cimbalas A et al. Relationship between cataract and metabolic syndrome and its components. Eur J Ophthalmol 2007; 17: 605-14.

10. Stitt AW. Glicação avançada: um evento patológico importante na doença ocular relacionada com a idade e com a diabetes. Br J Ophthalmol 2001; 85: 746-53.

11. Gomez-Ambrosi J, Salvador J, Fruhbeck G. A hiperleptinemia está envolvida no desenvolvimento de opacidades do cristalino relacionadas com a idade? Am J Clin Nutr 2004; 79: 888-9.

12. Narin F, Atabek ME, Karakukcu M et al. The association of plasma homocysteine levels with serum leptin and apolipoprotein B levels in childhood obesity. Ann Saudi Med 2005; 25: 209-14.

13. Martinez-Outschoorn UE, Balliet RM, Rivadeneira DB et al. Oxidativestress in cancer associated fibroblasts drives tumor-stroma co-evolution: a new paradigm for understanding tumor metabolism, the field effect and genomic instability in cancer cells. Cell Cycle 2010 ; 9 : 3256-76.

14. Augusteyn RC. Modificação de proteínas na catarata: possíveis mecanismos oxidativos. In: Duncan G, ed. Mechanisms of Cataract Formation in the Human Lens. Londres: Academic Press, 1981; 72-111.

15. West SK, Longstreth JD, Munoz BE et al. Modelo de risco de catarata cortical na população dos EUA com exposição ao aumento da radiação ultravioleta devido à destruição do ozono estratosférico. Am J Epidemiol 2005; 162: 1080-8.

16. Hayes JD, Flanagan JU, Jowsey IR. Glutationa transferases. Annu Rev Pharmacol Toxicol 2005; 45:

5188.

17. Saadat I, Ahmadi Z, Farvardin-Jahromi M, Saadat M.

18. Associação entre catarata e polimorfismos genéticos de GSTM1, GSTT1 e GSTO2 em relação ao local de trabalho. Mol Vis 2012; 18: 1996-2000.

19. Vineis P. O cancro como um processo evolutivo a nível celular: uma perspetiva epidemiológica. Carcinogénese 2003; 24: 1-6.

20. Sohail A, Kanwal N, Ali M et al. Efeitos dos polimorfismos da glutationa S-transferase no risco de cancro da mama: um estudo de caso-controlo de base populacional no Paquistão. Environ Toxicol Pharmacol 2013; 35: 143-53.

21. Samsel, A. e Seneff, S. Glyphosate, Pathways to Modern Diseases IV: Cancer and Related Pathoogies. The Journal of Biological Physics and Chemistry 2015; 15: 121-159.

22. Swanson, N.L., Leu, A., Abrahamson, J. & Wallet, B. Culturas geneticamente modificadas, glifosato e a deterioração da saúde nos Estados Unidos da América. J. Organic Systems 9 (2014) 6-37.

23. Stout, L.D. & Ruecker, F.A. Estudo crónico do glifosato administrado na alimentação de ratos albinos. Estudo não publicado, projeto n.º MSL-10495. Monsanto Agricultural Company (2.175 pp.) EPA MRID 416438-01 (26 de setembro de 1990).

24. Palsamy, P., Bidasee, K.R., Ayaki, M., Augusteyn, R.C., Chan, J.Y. & Shinohara, T. Methylglyoxal induces endoplasmic reticulum stress and DNA demethylation in the Keap1 promoter of human lens epithelial cells and age-related cataracts. Free Radical Biol. Med. 72 (2014) 134-148.

25. Thongprakaisang, S., Thiantanawat, A., Rangkadilok, N., Suriyo, T. & Satayavivad, J. O glifosato induz o crescimento das células do cancro

da mama humano através dos receptores de estrogénio. Food Chem. Toxicol. 39 (2013) 129-136.

26. Seralini, G.E., Clair, E., Mesnage, R., Defarge, N., Malatesta, M., Hennequin, D. & Spiroux de Vendomois, J. Estudo publicado : Toxicidade a longo prazo de um Roundup

27. e o milho geneticamente modificado tolerante ao Roundup. Environ. Sci. Eur. 26 (2014) 14.

LENDAS

Figura 1: (A) Massa mamária direita com desnudação da pele e casca de laranja na apresentação; (B) A mesma massa mamária após três ciclos de quimioterapia neoadjuvante mostrando uma redução de 50% no tamanho, desaparecimento da desnudação da pele e dos gânglios linfáticos axilares direitos.

Figura 2: (A) Doente com catarata madura bilateral de início precoce do tipo esclerose nuclear; (B) Doente submetida a cirurgia de catarata de pequena incisão no olho esquerdo, com boa recuperação da visão.

Figura 3: Imagens de ressonância magnética (RM) da mama ponderadas em Ti e TV mostrando uma grande lesão infiltrativa de intensidade de sinal alterada, mal definida, envolvendo quase toda a mama direita, com espessamento difuso da pele e invasão da parede torácica.

Quadro 1: Estudos que explicam as várias ligações possíveis entre as cataratas precoces e o cancro da mama.

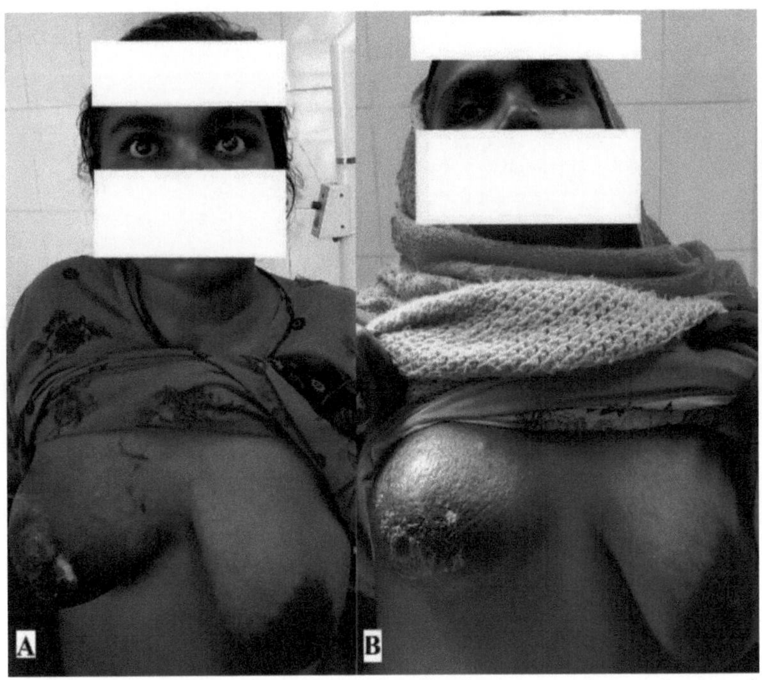

Figura 1: (A) Massa mamária direita com desnudação da pele e casca de laranja na apresentação; (B) A mesma massa mamária após três ciclos de quimioterapia neoadjuvante mostrando uma redução de 50% no tamanho, desaparecimento da desnudação da pele e dos gânglios linfáticos axilares direitos.

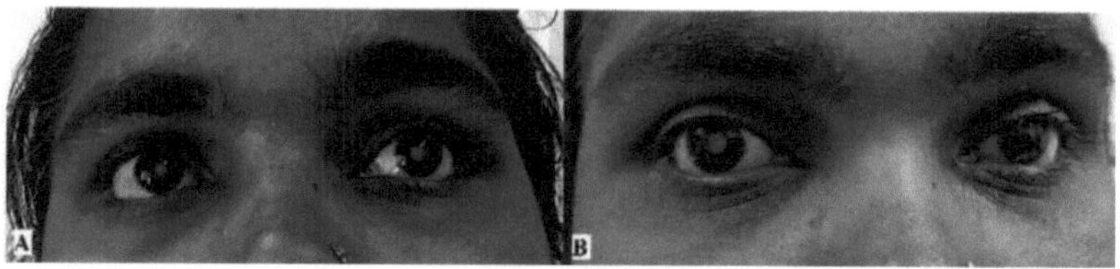

Figura 2: (A) Doente com catarata madura bilateral de início precoce do tipo esclerose nuclear; (B) Doente submetida a cirurgia de catarata de pequena incisão no olho esquerdo, com boa recuperação da visão.

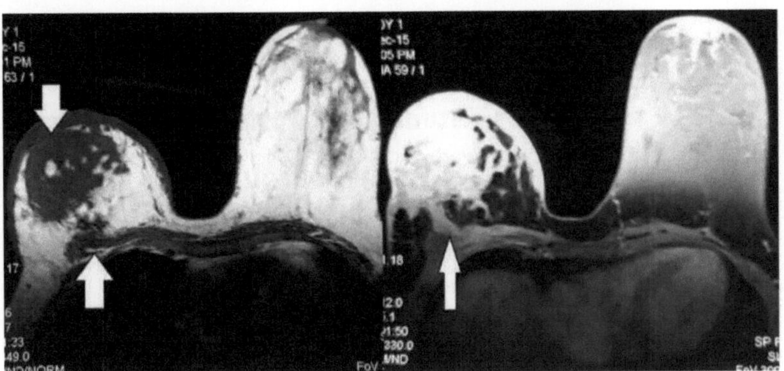

Figura 3: Imagens de ressonância magnética (RM) da mama ponderadas em Ti e T2 mostrando uma grande lesão infiltrativa de sinal alterado, mal definida, envolvendo quase toda a mama direita, com espessamento difuso da pele e invasão da parede torácica.

S. Não.	Possível Ligações Entre Cataratas de início precoce e cancro da mama	Estudos que explicam os possíveis mecanismos
1.	Metabólico Síndroma	[6]Forte *et al* - A diabetes e a obesidade estão intimamente ligadas e ambas estão associadas a um aumento da incidência de cancros de tecidos sólidos. [8]Tan *et al* - A síndrome metabólica está associada aos três tipos de catarata. [9]Paunksnis *et al* - Aumento do risco de formação de cataratas em pessoas de meia-idade

		mulheres com hipertensão arterial, obesidade e hipertrigliceridemia.
2.	Reagente Espécies de oxigénio	[413]Klaunig *et al* , Martinez-Outschoorn *et al* - As ERO modificam os padrões de expressão dos genes e contribuem assim para a carcinogénese através do stress oxidativo nos fibroblastos, que proliferam de forma descontrolada. [14]Augusteyn *et al* - As ROS levam à opacificação do cristalino através de danos oxidativos nas proteínas do cristalino. [15]West *et al* - Os danos oxidativos associados à luz ultravioleta desempenham um papel fundamental no desenvolvimento das cataratas.

3.	Genética Factores	[17]Saadat *et al* - Aumento da incidência de cataratas em indivíduos com o genótipo nulo GSTM1. [19]Sohail *et al* - Os polimorfismos nos genes GSTM1, GSTT1, GSTP1 e GSTO2 têm sido associados a um risco acrescido de desenvolver cancro da mama.

4.	Ambiente Factores	[21]Swanson *et al* - O aumento da utilização do glifosato nos Estados Unidos foi acompanhado por um aumento da incidência e/ou da taxa de mortalidade de várias doenças (incluindo as cataratas) e de vários cancros (como o cancro da mama, o cancro do fígado, etc.). [22]Stout *et al* - O glifosato induziu cataratas estatisticamente significativas.

<table>
<tr><td></td><td></td><td>formação do cristalino em ratos machos e fêmeas.

[25]Seralini *et al* - As ratas alimentadas com milho geneticamente modificado tratado com glifosato têm uma propensão muito elevada para desenvolver fibroadenomas e adenocarcinomas mamários.</td></tr>
</table>

Quadro 1: Estudos que explicam as várias ligações possíveis entre as cataratas precoces e o cancro da mama

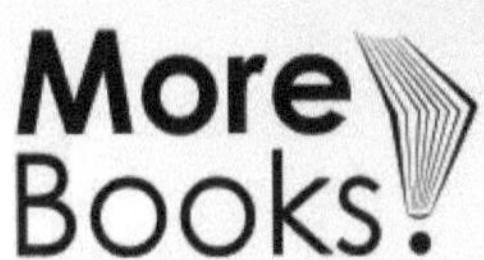

More
Books!

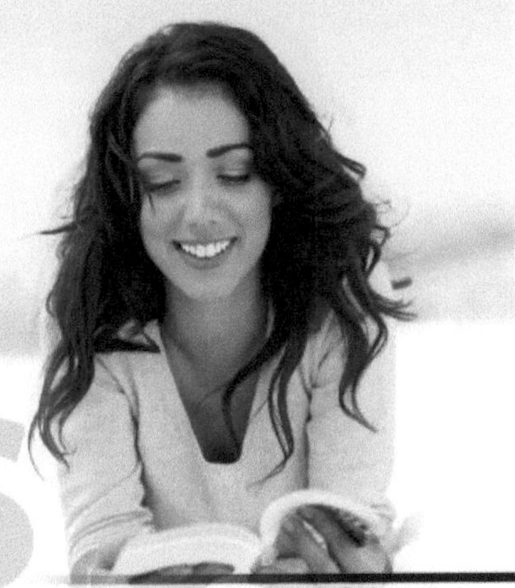

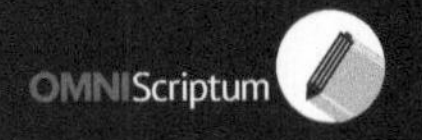

info@omniscriptum.com
www.omniscriptum.com
OMNIScriptum

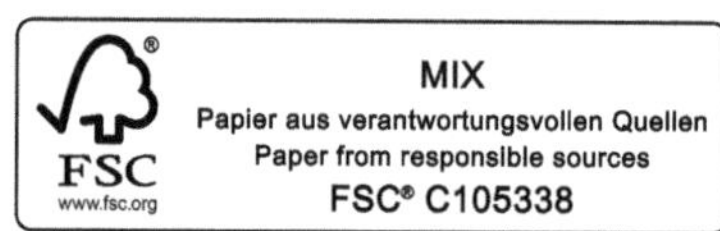

Printed by Books on Demand GmbH, Norderstedt / Germany